AF264084

PETIT TRAITÉ

DE

L'HYGIÈNE DES DENTS

PAR

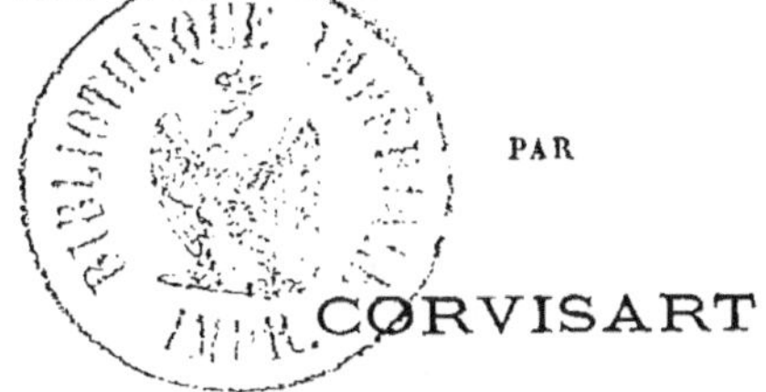

CORVISART

Mⁿ-Chirurgien-Dentiste de Paris

A Troyes, place de l'Hôtel-de-Ville, rue Champeaux, 2

Entrée par le passage Sainte-Cécile

TROYES

IMPRIMERIE DE J. BRUNARD

85, Rue Urbain IV, 85

1870

INTRODUCTION

Le système dentaire est sans contredit l'un des organes les plus utiles parmi ceux qui composent le corps de l'homme.

En effet, opérant l'œuvre de la mastication, les dents préparent les fonctions digestives et concourent à notre existence. D'un autre côté, par leur éclat et par leur symétrie, elles ajoutent à la physionomie le charme et l'animation qui la rend agréable ; leur régularité donne à la voix une harmonieuse flexibilité, une articulation distincte ; leur entretien bien entendu procure à l'haleine une douceur suave.

Comme on le voit, point de santé réelle, point de beauté, point de physionomie. point d'organe flatteur, point d'haleine agréable sans de belles dents ; leur altération apporte avec elle, à l'esprit, l'idée repoussante de la décomposition physique et de la vieillesse prématurée.

Quelques mots de préface :

L'art du dentiste est un art difficile qui forme l'une des parties les plus importantes de la médecine et de la chirurgie, auxquelles il se rattache également.

Galien, qui a compris la portée des études relatives à cette profession, n'a pas hésité à leur consacrer une large place dans ses écrits, et les chapitres, ayant pour objet la spécialité qu'il désigne lui-même sous le nom de *Médecine dentaire*, témoignent de l'importance qu'il attache à cette branche sérieuse de la science médicale.

Branche exploitée de nos jours par trop de gens qui n'y voient qu'un pur et simple objet de spéculation mercantile.

Ce n'est pas une chose bien difficile, ni qui demande un grand savoir que l'extirpation des dents ; pour certains prétendus dentistes, c'est tout au plus une question qu'ils résolvent à la force de leur poignet ; aussi ne faut-il pas s'étonner si une foule d'empiriques, sans connaissances pratiques et sans autorisations régulières, font tous les jours appel à la confiance ou à la crédulité du public, qui se prête bénévolement à leurs opérations et ne s'aperçoit du piége où il s'est laissé prendre qu'après en être devenu la victime.

D'après la statistique qui a été dressée, on a reconnu que Paris comptait un assez grand nombre de dentistes-opérateurs ; la faculté n'admet réellement que le quart de chirurgiens-dentistes possédant les qualités requises pour exercer cet art et qui peuvent, sans encourir l'accusation de charlatanisme, prendre et porter le titre légitime de chirurgien-dentiste.

Ce fait, que nous avons le droit d'avancer parce que nous sommes remonté à la source et que les preuves authentiques ont été mises sous nos yeux, nous autorise à prémunir les gens du monde contre les exploitants dont ils sont fréquemment les victimes.

En agissant ainsi, nous rendons service aux hommes de l'art, à l'art lui-même qu'il convient de ne pas laisser entre les mains industrielles, qui en déshonorent la profession salutaire et la rabaissent au niveau d'une exploitation marchande sans offrir les garanties de savoir et les preuves d'efficacité qui seules distinguent l'exercice utile et avouable de la duperie et de l'empiri s me.

Voici d'ailleurs comment s'exprime, à propos d'avis que nous signalons, M. Gallien dont le nom, en pareille matière, est d'une irrécusable autorité.

Aujourd'hui surtout, où l'exercice de cet art demande tant de connaissances, on conçoit qu'il est plus que jamais nécessaire qu'il soit pratiqué par des personnes qui en fassent l'unique objet de leurs études, car on n'est pas dentiste pour reconnaître l'altération la plus évidente d'une dent, et pour faire sur elle les opérations les plus simples et les plus grossières manœuvres ; il faut à la connaissance précise de l'anatomie de la bouche, et particulièrement de celle des dents, réunir les notions générales d'anatomie et de physiologie de médecine d'hygiène et de mécanique et, de plus, encore celle d'un grand nombre d'opérations d'orfévrerie.

« Comment, en effet, sans le secours de leur connaissance,
» parvenir à distinguer les maladies purement locales de la
» bouche et celles qui ne sont que le symptôme d'une affection
» générale, à déterminer l'influence des divers âges qui peu-
» contribuer à produire ces maladies, à classer chacune de
» ces dernières d'après les modifications survenues dans les
» propriétés vitales des organes affectés, et à choisir d'après
» ces différences le traitement qui convient à chacune d'el-
» les? »

Comment remédier aux inconvénients et aux difformités qu'elles entraînent si l'on n'a pas quelques principes de mécanique ? Comment enfin prescrire les médicaments dont on doit faire usage si l'on n'est pas instruit auparavant de leurs propropriétés ?

Celui qui serait étranger à toutes ces connaissances ne pourrait pas plus se flatter de posséder son art qu'un charlatan ou une garde-malade de savoir la médecine.

Nous n'avons rien à ajouter aux considérations qui précèdent, elles donnent gain de cause aux doctrines que nous avons avancées nous-mêmes, et leur valeur ne saurait plus être mise en doute par personne.

Donc, abordons notre sujet :

Il importe extrêmement d'avoir pour la bouche des soins prudents, minutieux, assidus, et les conseils d'un dentiste expérimenté doivent présider sans cesse à leur intelligente application. La question de nécessité est généralement reconnue aujourd'hui ; mais, ainsi que nous l'avons déjà dit, il faut se tenir en garde contre les charlatans (1) trop nombreux qui s'annoncent la plupart du temps comme devant opérer des cures merveilleuses et qui, ignorant les ressources salutaires que possède seul l'art véritable, comptent leurs clients par leurs victimes ou par leurs dupes.

Il n'est que trop commun de voir annoncer, à grand renfort de prospectus ou de réclames, une série de spécifiques proposés comme infaillibles et qui ne sont, lorsqu'on les soumets à l'analyse, que des compositions nuisibles propres à vicier l'appareil buccal, loin de le conserver, et qui attaquent l'émail des dents et provoquent l'inflammation des gencives ; motivant, par leur emploi irréfléchi, des maladies graves qu'il n'est parfois plus permis à la science de guérir radicalement.

C'est parce que nous avons vu souvent ces faits pénibles, confirmés par l'expérience, que nous avons cru bien faire en rédigeant ce petit traité d'hygiène dentaire, convaincu de l'importance sérieuse que toute personne sensée doit attacher à la possession d'un guide certain en pareille matière. Nous avons réuni les observations que nous avons faites, et nous ne doutons nullement d'avoir rempli une tâche profitable dont le prix sera pour nous dans l'absence même des accidents que nous aurons empêché d'arriver en indiquant les moyens sages de les prévenir.

---

(1) On donne pour étymologie au mot charlatan le verbe italien *ciarlare* (parler beaucoup), et le mot latin *circulator*, qui signifiait en effet charlatan, par allusion sans doute à faire ranger les auditeurs en cercles « *circulatoria volubilitas*, » dit Quintilien.

DES DENTS

CHAPITRE Ier.

DÉFINITION DE CET ORGANE

Ivoire, émail, pulpes, alvéoles, racines, collet. — Division des dents en incisives, canines, molaires. — Leur utilité.

Nous n'avons pas la prétention d'apprendre à nos lecteurs ce que c'est que les dents; cependant, il n'est pas sans opportunité de rappeler en peu de mots que cet opuscule présente à l'esprit un ensemble complet.

Les dents sont des petits os blancs de différents figures. Elles forment deux lignes paraboliques appelées arcades dentaires.

Ces organes sont les plus durs et les plus solides du squelette humain; deux substances entrent dans leur structure : l'*ivoire* et l'*émail,*

L'ivoire compose la partie osseuse de la dent, l'émail la revêt à l'extérieur d'une couche serrée, blanche, polie, luisante, et préserve l'ivoire sur lequel il est appliqué contre l'impression de l'air et l'action de la salive. La dureté de l'émail des dents est égale à celle des corps les plus solides; cependant, les acides concentrés parviennent à l'amolir; il se détruit aussi par le frottement réitéré, tel que celui d'une lime ou de tout autre instrument tranchant.

La destruction de l'émail occasionne des maladies sérieuses; le plus ordinairement elle provoque l'odontalgie nerveuse ou névralgie dentaire. On donne le nom de pulpe dentaire à la membrane (un petit renflement sensible qui tapisse les dents à l'intérieur).

On appelle alvéoles les cavités dans lesquelles les dents sont implantées.

On distingue l'organe entier en trois parties : la couronne, la racine et le collet.

La première partie, la couronne, est hors de l'avéole ; la seconde, la racine, demeure cachée dans la gencive ; et la troisième, le collet, qui forme le point de jonction de la couronne avec la racine, est cet étranglement de la dent autour duquel se resserre la gencive.

Au sommet de la racine on aperçoit une petite ouverture qui livre passage aux vaisseaux et aux nerfs dentaires destinés à alimenter la pulpe ; ce conduit est appelé *canal dentaire*, et est d'autant plus large que l'individu est jeune ; il se rétrécit avec l'âge.

La configuration variée des dents leur a valu les dénominations d'*incisives*, de *canines* et de *molaires*.

Les dents *incisives* sont tranchantes à leur extrémité, se croisent et agissent comme des branches de ciseaux.

Les dents *canines* sont rondes à leur côté, aiguës, elles lacèrent les substances qui leur sont opposées.

Les dents *molaires* écrasent et réduisent en parcelles très fines les substances soumises à leur action ; leur couronne large est munie d'anfractuosités qui alternent d'une mâchoire à l'autre, retiennent les substances sur leur surface de manière à en assurer la trituration.

Toutes ces fonctions spéciales démontrent suffisamment l'utilité des dents ; cette utilité ne se bornent point là ; toutefois, elles rendent encore service à l'articulation des sons et elles empêchent l'expulsion de la salive en parlant.

Nous engageons conséquemment les personnes qui, par suite de maladies ou d'accidents, se trouvent privées de ces organes, d'avoir recours aux dents artificielles. C'est le seul moyen de corriger une grande infirmité pour soi-même d'abord, et pour ceux qui vous approchent.

Le choix d'un dentiste capable est important, car tous ne sont pas également habiles à réparer convenablement les défectuosités qui peuvent se rencontrer. La conservation des dents s'obtient par un exercice naturel et journalier.

Cette question n'entre pas dans le présent chapitre, nous nous en occuperons tout à l'heure.

CHAPITRE II.

De la Mastication. — La mastication doit être complète. — Le Tartre, concrétion calcaire. — Difficulté de digestion.

La mastication consiste dans l'action de broyer les aliments et de préparer la digestion ; cette seconde fonction ne s'opère facilement qu'autant que la première a été complète. La langue pousse les aliments en tous sens, les muscles des joues, les buccinateurs surtout, les repoussent sous les arcades dentaires pour qu'ils y soient infiniment triturés. La pénétration de la salive achève et consomme cette extrême division. La langue promenant ensuite sa pointe dans toutes les parties de la bouche, rassemble les substances nutritives sur la surface supérieure, et le bol alimentaire, ainsi formé, franchit l'issue du gosier.

Nous disons que, pour rendre facile la digestion stomacale, il faut que la mastication soit complète ; en effet, lés personnes qui ont l'habitude de peu mâcher s'exposent à de longues et pénibles digestions. Les aliments étant mal divisés, les feux gastriques ont peine à les dissoudre ; il s'ensuit que l'estomac souffre, s'enflamme, et parfois de graves accidents se développent. De là, vient la nécessité où sont les vieillards de se soumettre à un régime particulier ou d'adopter un râtelier qui remplace pour eux les dents que la nature leur a retirées.

La mastication imparfaite amène encore un autre inconvénient lorsque les dents ne fonctionnent pas suffisamment, il s'y attache une concrétion calcaire, appelée tartre, et l'action mauvaise qu'elle exerce est aussi rapide que définitive. Ces dépôts tartriques se rencontrent fréquemment chez les malades et chez les personnes qui, souffrant des douleurs d'une carie, s'abstiennent de mâcher du côté malade. Mais l'examen des différentes maladies des dents nécessite de notre part un paragraphe particulier.

CHAPITRE III.

Maladies des dents : carie, fluxion, névralgie dentaire, affection de la pulpe, des gencives et inflammation muqueuse de la bouche, etc.

Le tartre n'est pas le seul élément d'altération des dents ; la carie est une des affections les plus communes, elle est motivée par le choc ou le broiement d'un corps dur ; l'impression d'un froid vif ou d'une chaleur intense, l'action des acides, le séjour des aliments dans les interstices et aux anfractuosités des couronnes la provoquent aussi fréquemment. Les fluxions, les névralgies, se produisent par suite du refroidissement de la peau de la tête, alors que cette partie est le siége d'une transpiration forcée. Tous ces accidents ne contribuent pas moins que la sécrétion tartrique à la destruction des dents dont ils sont les agents principaux. On compte, en outre de ces causes générales, plusieurs maladies particulières :

2° Celles qui attaquent les dents dans leur substance, c'est-à-dire dans leur partie dure et dans leur partie molle ou pulpe dentaire ; 2° celles qui attaquent les gencives et qui doivent être considérées comme symptômatiques des premières ; 3° celles qui déterminent l'inflammation locale ou générale de la muqueuse de la bouche.

Notre intention n'est pas de publier ici la nomenclature trop étendue des affections auxquelles sont sujettes les dents. Cette nomenclature trouvera sa place dans un traité complet ; nous avons voulu constater seulement les accidents les plus fréquents et qui peuvent être les plus facilement prévenus par une assiduité de soins journaliers, aux conseils desquels nous engageons toujours le lecteur à recourir.

CHAPITRE IV.

De la Conservation des Dents. — Conseils à cet effet.

Nous venons de faire connaître les causes distinctives du système dentaire ; sa conservation consiste donc dans l'éloignement de ces causes, dans un exercice journalier et surtout dans une propreté vigilante.

Voici, résumés successivement, quelques avis résultant d'observations quotidiennes, qui aideront à atteindre le seul but proposé à tous ceux qui voudront s'y soumettre.

1° Il convient, autant que possible, de s'abstenir de boissons ou trop chaudes ou trop froides, telles que glace, sorbet, etc. Nous sommes convaincus de scandaliser, en donnant ces conseils, un grand nombre de dames et de gens du monde, qui se font de ces compositions une habitude presque journalière, nous n'en devons pas moins maintenir notre opinion, que les faits ont confirmé,

2° Sont également nuisibles les acides, les sucreries, dans la confection desquelles il entre des substances corrosives qui attaquent l'émail et parviennent à le faire tomber ;

3° Par les mêmes raisons, il faut éviter l'abus des liqueurs fermentées et alcootiques ;

4° Enfin, l'usage de la pipe est également très pernicieux, il détériore les dents, les tache, use celles sur lesquelles porte le tuyau, jaunit et fendille l'émail, tous ravages qu'on doit être soucieux de prévenir.

En général, il est reconnu que la fumée du tabac, excitant des glandes salivaires, irrite les poumons et décide souvent des congestions cérébrales. Comme on le voit, la distraction procurée par le tabac n'est pas en rapport avec les graves inconvénients qui sont la suite de son emploi excessif.

L'ablution de la bouche, après chaque repas, avec de l'eau tiède aromatisée d'Élixir, est un des moyens les plus simples et les plus usuels de composition ; nous recommandons, avant cette opération, d'enlever soigneusement les aliments qui auraient pu rester dans les interstices après la mastication.

C'est surtout pendant le sommeil que le mucus buccal dépose en abondance, au collet des dents, un limon pâteux, lequel, en se desséchant, s'affermit, se consolide, s'augmente de jour en jour d'une nouvelle couche, et constitue le tartre.

En conséquence, on devra donc le matin, à jeun, se rincer la bouche avec notre préparation aromatique. Le limon, détrempé par ce moyen, s'enlèvera sans aucune difficulté.

Il peut arriver, toutefois, que la concrétion soit plus résistante ; nous conseillons, dans ce cas, l'emploi d'une brosse et d'une poudre absorbante qu'on promènera jusque sur les dernières molaires. La plupart des personnes, dans ces faits d'opération, se bornent aux dents antérieures ; elles ont tort, il faut étendre le frottement à toute la longueur des arcades dentaires, parce que les soies de la brosse, faisant office de cures-dents, entrent dans les interstices et entraînent les matières qui y sont arrêtées. Lorsque le dépôt tartrique est complètement formé et adhère, il est nécessaire de recourir au dentiste qui, seul, est apte à dégager les dents des sels calcaires sans les ébranler ni rayer leur émail.

Dans le cas d'inflammation des gencives, les secours de la science sont encore indispensables, car elle seule peut décider sûrement l'inconvénient d'employer un purgatif ou d'appliquer les sangsues ; quand le gonflement est peu sensible, on peut les dégager soi-même en les faisant saigner avec un cure-dents. Mais les personnes qui ont un dentiste ordinaire feront plus sagement de lui rendre visite.

Puisque nous venons de parler de cure-dents, nous ne devons pas omettre de recommander ceux qui sont faits en bois, en plume, en ivoire ou en écaille ; les cure-dents métalliques produisent sur les dents une impression nuisible ; il faut s'abstenir aussi de couteaux, d'épingles, etc., ces instruments enlèvent l'émail et déterminent la carie.

CHAPITRE V.

De l'Haleine.

L'haleine, dans l'état de santé, est douce et presque sans odeur ; cependant, le matin au lever, elle est aigre et quelquefois désagréable : cela n'a rien qui doive inquiéter ; cet effet peut être attribué aux mucosités qui se sont accumulées pendant la nuit dans les voies digestives supérieures, dans les voies aériennes et dans la bouche. L'haleine prend une odeur particulière et presque fétide chez les personnes qui consomment beaucoup de viande. L'avancement en âge donne aussi plus de force à l'haleine, soit que le caractère des différentes sécrétions muqueuses ait à cette époque subi des modifications, soit que la digestion s'opère avec plus de difficultés, toujours est-il qu'elle porte une odeur fade et acide. Cet inconvénient se trouve dans certaines maladies : la salivation mercurielle, l'altération de la membrane buccale, l'affection scorbutique, la suppuration générale des gencives, le tartre, la carie, etc. Rien n'est plus facile, dans l'état ordinaire, que de corriger l'odeur désagréable qui s'exhale de la bouche : il faut user fréquemment d'aromates, de racines d'angélique, de pastilles de menthe. L'élixir tonique et antispasmodique nous a rendu depuis quelques années des services constatés, et son succès recommande par lui-même son emploi. Il suffit d'en prendre deux cuillerées dans un verre d'eau, et il éloigne toute odeur mauvaise sans qu'il y ait danger pour l'émail des dents, les substances qui constituent ces compositions étant saines et approuvées par l'Académie de médecine, qui les a soumises depuis longtemps à son analyse minutieuse.

CHAPITRE VI.

Action du sucre sur les Dents.

Le sucre raffiné, soit de canne, soit de betterave, est nuisible aux dents saines, plutôt par le contact immédiat avec ces organes que par le développement de gaz qui a lieu pendant son séjour dans l'estomac. L'expérience suivante en donne la preuve. Faites macérer une dent dans une solution saturée de sucre, elle s'altère dans sa composition chimique, l'ivoire devient substance gélatineuse, l'émail opaque se délie avec facilité. Cette décomposition n'est pas due à l'action d'un acide, car il n'en existe pas dans le sucre, mais bien à la tendance qu'a ce dernier corps à se combiner avec la base calcaire de la dent.

CHAPITRE VII.

De la dentition chez les Enfants.

Nous avons prescrit les soins journaliers qui peuvent conserver la santé des dents et prévenir les maladies qui les atteignent; mais nous ajouterons que c'est surtout du traitement de la bouche des enfants, dans les différentes phases de la dentition, que dépend pour la vie cette régularité, cette solidité des dents si désirée et si rare.

La première dentition, ordinairement complète à deux ans et demi, donne vingt dents, dix par mâchoire, savoir : huit incisives, quatre canines et huit molaires ; les dents qui sont appelées à être remplacées sont dénommées primitives, temporaires ou dents de lait.

Cette première dentition est l'occasion où tous les troubles de
de l'économie humaine se développent avec énergie, où la
moindre altération organique apporte avec elle le danger, souvent la mort; c'est donc aussi le moment où les soins doivent
être dévoués, continus et intelligents.

La période de la seconde dentition peut être moins dange-
reuse, mais pas moins importante, car la sollicitude apportée
dans l'accomplissement de cette révolution décide la symétrie
future du système buccal.

Les opérations faites à cet âge demandent une attention toute
particulière.

Il faut surveiller la mue des dents, leur révulsion opportune,
réprimer immédiatement leur déviation, en un mot, suivre et
diriger en quelque sorte leur développement. Un habile prati-
cien peut seul prévenir, d'après les symptômes existants, de fà-
cheuses conséquences, et appliquer avec fruit les soins assidus
que réclame la dentition chez les enfants.

Nous ferons observer que le travail de la seconde dentition
s'opérant vers le troisième mois de la naissance, il devient nécessaire d'empêcher les enfants d'introduire dans les arcades
dentaires des corps durs; les secousses et les pressions produites
sur les dents de lait se communiquent aux germes qui sont ac-
colés derrière, pour les incisives et les molaires, et causent souvent la maladie et la mort de ce germe.

Nous ne saurions donc trop blàmer l'usage si général des ho-
chets d'ivoire ou de métal. On devra les remplacer par une
racine de guimauve ou de luzerne, bouillie dans un bain d'orge
de miel blanc, ayant soin de la faire tiédir chaque fois qu'on
voudra la faire sucer par l'enfant.

L'auteur de ce petit ouvrage, Mⁿ-Chirurgien-Dentiste, a con-
sacré de longues études aux affections buccales de l'enfance, il
les a observées dans tous leurs phénomènes, aussi veut-il offrir
aux mères de famille ses conseils et son expérience pour les
guider dans l'accomplissement des devoirs que la nature leur
impose.

CONCLUSION.

En publiant cette monographie succincte, nous avons voulu démontrer que quelques soins faciles, quelques précautions prudentes, peuvent arrêter, prévenir même, l'altération d'un des organes qui contribuent le plus à la conservation de la santé, à l'agrément du visage, à la flexibilité de la voix.

Nous n'avons tracé ces lignes que dans un but d'hygiène publique. Sans aucun doute, les personnes qui auront parcouru ces pages suivront les conseils qu'elles contiennent, et si, dans certains cas, ceux-ci ne présentent pas des résultats immédiats, l'avenir les confirmera toujours. Nous avons pour nous l'expérience, et d'après les effets heureux que nous obtenons tous les jours, ce n'est pas être bien orgueilleux que de préjuger des succès futurs par tous ceux que nous avons obtenus déjà.